ÉTUDE SUR UNE PARTICULARITÉ

DES

EAUX DE CHATEL-GUYON

(PUY-DE-DOME)

PAR

Le Docteur Louis VIBERT

MÉDECIN CONSULTANT A CHATEL-GUYON

MEMBRE CORRESPONDANT DE LA SOCIÉTÉ DE MÉDECINE DE ROUEN

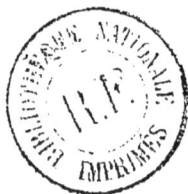

———◦◦◦———

PARIS

IMPRIMERIE ET LIBRAIRIE CENTRALES DES CHEMINS DE FER

IMPRIMERIE CHAIX

SOCIÉTÉ ANONYME AU CAPITAL DE CINQ MILLIONS

Rue Bergère, 20

1894

ÉTUDE SUR UNE PARTICULARITÉ

DES

EAUX DE CHATEL-GUYON

(PUY-DE-DOME)

PAR

Le Docteur Louis VIBERT

MÉDECIN CONSULTANT A CHATEL-GUYON

MEMBRE CORRESPONDANT DE LA SOCIÉTÉ DE MÉDECINE DE ROUEN

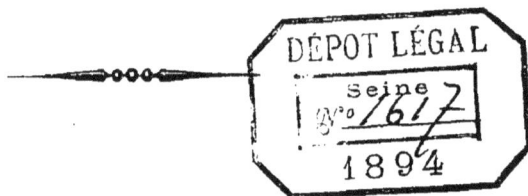

PARIS

SOCIÉTÉ D'ÉDITIONS SCIENTIFIQUES

4, RUE ANTOINE-DUBOIS, 4

—

1894

ÉTUDE SUR UNE PARTICULARITÉ

DES

EAUX DE CHATEL-GUYON

(PUY-DE-DOME)

———◦———

Parmi les nombreuses particularités présentées par les eaux de Châtel-Guyon, il en est une qui n'a pas été suffisamment expliquée : nous voulons parler de l'action congestionnante des eaux qui se produit sur certains sujets avant la décongestion.

Allard et Boucomont signalent ce phénomène dans leur étude des eaux minérales d'Auvergne. « Leur activité (des eaux de Châtel-Guyon) varie avec la susceptibilité du sujet et leur emploi demande une certaine surveillance. Ce n'est ordinairement qu'après trois ou quatre jours que leurs effets se font sentir. En commençant, au contraire, un grand nombre de malades jouissent d'une tolérance qui se traduit par des symptômes d'excitation générale, une espèce de fièvre thermale que l'on voit tomber dès les premières selles. Une fois établi, l'effet purgatif se continue avec régularité, ce qui permet au médecin de diminuer peu à peu la dose de l'eau sans que, pour cela, son effet cesse ou se ralentisse.

L'usage journalier des eaux de Châtel-Guyon a pour effet d'augmenter les sécrétions glandulaires et folliculaires de l'intestin, d'en accélérer les mouvements péristaltiques et de donner lieu, sans coliques, à des évacuations régulières assez abondantes. Les baigneurs vont ordinairement à la selle plusieurs fois dans la matinée et ce flux, loin de les fatiguer et de diminuer leur appétit, ne fait au contraire que l'augmenter. On obtient à notre station française, sans le secours d'aucun adjuvant, les effets laxatifs qu'on a l'habitude à Kissingen d'emprunter à l'usage quotidien du « Bitter Wasser ».

Le Dr Deschamps, dans *Indications et Contre-Indications de Châtel-Guyon*, parle du même fait : « Au point de vue des résultats, il faut distinguer les résultats immédiats des résultats consécutifs. En matière de constipation, les premiers sont toujours difficiles, sinon impossibles à obtenir, ce qui irrite ou décourage parfois le malade. Cela est un tort et je répéterai ce que tous les médecins savent, c'est que la contractilité des muscles lisses revient avec une grande lenteur. Il est indispensable que le traitement soit poursuivi longtemps, avec patience, avec méthode, pendant deux ou trois années consécutives, en somme jusqu'à effet. Les malades quittent souvent Châtel-Guyon aussi constipés qu'ils y étaient arrivés et pas contents ; ils sont tout surpris de voir au bout d'un mois ou deux leurs fonctions intestinales se régulariser. Ce résultat démontre mieux que les théories l'effet de l'eau minérale. Mais il faut savoir attendre. »

Nous détachons de l'étude clinique sur l'action thérapeutique de l'eau de Châtel-Guyon dans la constipation, le passage suivant : « D'autre part, il faut tenir compte de la résistance du malade lui-même. On remarque, en effet, que tout constipé qui vient à une eau minérale tient à être purgé, ce en quoi il montre l'ignorance où il est du but qu'il poursuit. Car il ne s'agit pas d'avoir des selles plus ou moins abondantes, mais bien de soigner et de guérir ce phénomène particulier que l'on nomme constïpation. Il perd donc la notion exacte de ses droits et de ses devoirs quand il exige une action immédiate, s'étonne d'un demi-succès, s'irrite d'un insuccès relatif. Son éducation antérieure lui a appris que toute substance purgative devait produire ce qu'on appelle « de l'effet ». Aussi se montre-t-il surpris et fâché du retard imposé à ses désirs, retard qu'il ne comprend pas, car il n'y a pas été habitué par ses habitudes laxatives d'autrefois. Dans son impatience, il rêve de doses énormes et le médecin doit faire des prodiges de diplomatie pour le maintenir dans de sages limites compatibles avec la raison et l'expérience. Les effets laxatifs sont plus faciles et plus rapides chez les constipés ayant les digestions mauvaises ».

Le docteur de Lavarenne qui a fait une étude très suivie de l'emploi de l'eau de la source Gubler transportée à domicile a constaté « que ses effets laxatifs ne se produisent pas toujours dans les mêmes conditions de temps. Tandis que, chez certains malades, on les observe après quelques jours de traitement, chez d'autres, ils sont beaucoup plus longs à se produire et l'on n'obtient une régularité dans les fonctions digestives qu'après un mois, deux mois et même plus. Cela dépend beaucoup et du sujet et de la maladie : on comprend aisément qu'à une maladie chronique il faut un traitement chronique, que l'on ne peut obtenir, après quelques jours de traitement seulement, la guérison d'un mal qui, le plus souvent remonte à des mois et à des années. Il est donc nécessaire dans bien des

*

cas de prolonger le traitement sans se laisser aller à un
découragement qui n'a pas sa raison d'être. Quoi qu'il en
soit, ses effets consistent en une régularité des fonctions
digestives ; l'appétit augmente, les digestions sont faciles,
on obtient dans les vingt-quatre heures une ou deux selles
molles plus ou moins bilieuses, survenant sans coliques,
sans fatigues.

La durée d'un traitement laxatif, celui qui est le plus souvent employé à domicile, doit être de quinze jours à trois
semaines ; il doit être suivi d'un repos de dix à quinze
jours environ pour être repris ensuite, avec cette même
succession d'interruption et de reprise autant de fois que
l'exigeront la constitution et le tempérament du malade
d'une part, la maladie d'autre part.

Parfois, pendant le premier traitement, on ne remarque
pas d'autres effets qu'une diurèse plus ou moins accentuée
et ce n'est qu'au deuxième, quelquefois au troisième traitement que l'action se dessine dans son entier ; elle est ap-
préciable alors dès le premier ou le deuxième jour de la
reprise du traitement. Prenons un exemple : un malade
est atteint de dyspepsie gastro-intestinale avec constipation
opiniâtre, poussées congestives etc., etc.; il fait un premier
traitement qui ne produit qu'une légère augmentation de
l'appétit intermittent et de la diurèse ; après une période
de dix jours il fait un nouveau traitement. Dès le deuxième
jour, diurèse, augmentation de l'appétit, digestion facile,
garde-robes régulières et cette régularité des fonctions se
continue les jours suivants. Si l'on s'était trop hâté de
conclure, on aurait jugé l'eau Gubler comme impropre au
traitement de ce malade, alors que, par la suite, l'événement
a prouvé qu'elle avait eu une action curative indéniable.
Si nous avons insisté sur ce fait, c'est qu'il est très impor-

tant de le connaître lorsqu'on veut diriger avec fruit une cure à domicile.»

Le regretté professeur Armand de Fleury donne sans l'expliquer une observation qui vient corroborer notre affirmation du début.

Nous extrayons de son étude sur les eaux de France, sériées thérapeutiquement, le fait suivant :

Troubles gastriques et respiratoires compliqués de fièvre éphémère chez un rhumatisant musculaire autrefois sujet aux hémorrhoïdes. — Eau de Châtel-Guyon. — Rappel des hémorrhoïdes. — Cessation de la fièvre et disparition des douleurs rhumatoïdes.

M. S... a cinquante-deux ans, des antécédents héréditaires parfaits. Il est négociant riche et mène une vie des plus actives, en même temps qu'il a des exigences de table qui réclament chaque jour une alimentation riche et variée.

A l'âge de quarante ans, il était affecté d'hémorrhoïdes peu gênantes d'ailleurs et dont le flux périodique constituait chez lui une sorte de menstruation masculine.

Ses maux de tête passagers et ses troubles gastriques, d'ailleurs assez rares, disparaissaient aussitôt qu'avait eu lieu le flux hémorrhoïdal.

A la suite d'une attaque subaiguë de rhumatisme ayant porté principalement sur les articulations d'un membre inférieur, cette congestion périodique de nature hémorrhoïdale disparut totalement.

Quelques mois plus tard M. S... dit avoir été atteint de maux de tête et de douleurs lombaires qu'il n'avait pas connues précédemment.

Quand il m'appela près de lui, au mois d'avril, il était atteint d'un coryza avec bronchite légère, mais le tout compliqué de petits accès de fièvre quotidienne qui le pre-

naient le soir et ne disparaissaient que sur les 10 heures du matin. L'appétit avait disparu en même temps qu'était survenue cette fièvre; M. S..., très vaillant travailleur, occupé par ses affaires une moyenne de huit heures par jour, ayant pris sans beaucoup de résultats de la quinine, puis de l'antipyrine, demandait qu'on lui rendît avec l'appétit l'aptitude à reprendre son travail ordinaire. Mais, chaque fois qu'on lui proposait une médication dépendante de l'officine du pharmacien, M. S... déclarait qu'il ne voulait pas être drogué, et se soustrayait à tout traitement.

Il consentait bien, seulement, à boire une eau de table. On usa de subterfuge et l'eau de Gubler lui fut servie, seulement dans du vin. Il en arriva à consommer quatre verres par jour. L'appétit revint et chassa la fièvre sous l'influence de Châtel-Guyon. M. S... se plaignit seulement d'une sensation de douleur gravide du côté de l'orifice anal. La raison de cette sensation nous fut bientôt donnée par la constatation du flux hémorrhoïdal disparu depuis plusieurs années. Ici, l'action dérivative et peut-être antibacillaire de Châtel-Guyon s'est affirmée d'une façon aussi heureuse qu'inattendue. Le traitement a duré treize jours.

Partant de ce fait et de plusieurs autres observations où nous avons trouvé des poussées congestives se produisant sur divers points de l'organisme, toujours sur la partie la plus vulnérable du malade, nous avons recherché quel était le sel qui les occasionnait. Il nous a été donné de rencontrer : de la congestion pulmonaire chez une personne âgée atteinte habituellement de catarrhe; de l'iritis chez un rhumatisant; de la congestion utérine en général chez les femmes dont les règles sont toujours avancées par le traitement de Châtel-Guyon.

Voici l'analyse faite par Magnier de la Source en 1879 :

Gaz acide carbonique libre	1gr,1120
Chlorure de magnésium	1gr,5630
— de sodium	1gr,6330
Bicarbonate de calcium	2gr,1769
— de sodium.	0gr,9550
— de fer.	0gr,0685
— de lithium.	0gr,0194
— de potassium	0gr,2538
Sulfate de chaux	0gr,4990
Silice	0gr,1108
Arsenic	traces.
Acide borique.	traces.
— phosphorique	traces.
Alumine	traces.
TOTAL.	8gr,3914

Mise à l'air dans un vase, l'eau de Châtel-Guyon dépose sur les parois du carbonate de chaux, de l'oxyde de fer, du carbonate de fer et une matière organique d'aspect gélatineux, matière qui s'organise au contact de l'air et produit une sorte de végétation rudimentaire de couleur verte connue sous le nom de conferves.

Quel est le sel qui agit le premier sur l'intestin?

A la source même, il nous est facile de remarquer sur les parois des vasques où l'eau vient bouillonner, un sédiment rouge en quantité assez abondante : de l'oxyde et du carbonate de fer. Cette matière se dépose sur les parois intestinales et agit primitivement en amenant un surcroît de constipation qui dure un temps variable selon la susceptibilité et la résistance du sujet. Elle est notable pendant une durée qui peut être d'une semaine et se traduit par une poussée congestive plus ou moins intense, plus ou moins longue.

La quantité d'acide carbonique libre contenu dans l'eau, tout en amenant une plus grande tolérance, aide aussi à produire la congestion à tel point que dans certains cas (la congestion cérébrale par exemple) on est obligé de battre l'eau pour permettre à une grande partie de l'acide carbonique de s'évaporer et éviter ainsi des lourdeurs de tête et une sorte d'ivresse qui est parfois très dangereuse. Mais cette congestion n'est pas du tout, ainsi qu'on pourrait le croire, une contre-indication à la continuation du traitement.

Au bout d'un temps variable, le chlorure de magnésium agit en amenant une débâcle. Le professeur Laborde nous démontre par des expériences que le chlorure de magnésium est purgatif à la dose de 2 grammes et nous avons vu par l'analyse que l'eau de Châtel-Guyon en contient $1^{gr},56$ par litre. L'action de ce sel est puissamment aidée par le chlorure de sodium.

Reprenant une série d'expériences commencées par Aguilhon de Sarran et la continuant, le professeur Laborde s'est livré à une étude comparative du chlorure de magnésium fabriqué artificiellement et de l'eau de Châtel-Guyon. Il est arrivé à ce résultat que l'eau minérale est beaucoup plus active que le chlorure de magnésium, produit de laboratoire, même pris en quantité égale, à cause justement de la quantité de sels contenus dans l'eau qui aident son action.

A partir du moment où les eaux produisent un résultat, elles agissent avec efficacité et ce qui constitue leur originalité c'est que jamais la constipation ne revient une fois qu'elle a disparu. Il nous a été donné de constater dans plusieurs cas une amélioration de dix mois et même davantage.

La partie interne du traitement trouve un auxiliaire puissant dans les bains et les douches.

Les bains sont pris à eau courante venant directement du griffon à une température uniforme toujours sensiblement inférieure à celle du sang. L'acide carbonique contenu dans l'eau est en quantité assez considérable pour augmenter l'effet congestionnant de l'eau prise en boisson chez les personnes sujettes à en ressentir les effets.

La peau absorbe une quantité d'acide carbonique suffisante pour arrêter, rien que par un seul bain l'écoulement menstruel. Toute la surface cutanée est d'ailleurs suffisamment excitée pour prendre, suivant la susceptibilité du malade, une coloration variant de la teinte rosée à la couleur rouge. Cette action est produite par une seule immersion, de quinze à vingt minutes et ne peut être attribuée, comme nous l'avons déjà dit, à la température de l'eau inférieure à celle du corps, mais à l'acide carbonique contenu par elle.

Si le bain ne peut être supporté par le malade, on doit avoir recours aux douches en lame, en cercle, en jet, en pluie, en ayant soin de couvrir d'un linge la partie sujette à la congestion. On peut aussi faire prendre une douche uniquement locale et dans ce cas dirigée sur l'abdomen dans le but de provoquer une activité plus grande des mouvements intestinaux. Aussitôt après la douche, il est quelquefois utile, pour activer les mouvements péristaltiques, de faire un massage de l'intestin.

Chez les personnes absolument rebelles et pour amener la décongestion, on a recours à la douche ascendante qui procure l'expulsion du bouchon fécal et par la quantité d'acide carbonique contenu dans l'eau, contribue à l'excitation des fibres intestinales.

Après une saison de vingt et un jours à la station, on obtient toujours une grande amélioration persistant fort longtemps après la cessation de tout traitement.

Il ne faut pas conclure de la lenteur que met l'eau de Châtel-Guyon à produire un effet ou de la congestion ressentie quelquefois au début de la cure, à un résultat défavorable. Il est notable que plus l'eau met de temps à agir, plus son effet est de longue durée. Ce n'est pas d'ailleurs pour obtenir uniquement une action immédiate que l'on vient faire une saison, mais pour avoir un résultat à longue portée.

L'avantage de l'eau de Châtel-Guyon sur les eaux purgatives d'Aulus, Brides, Balaruc, Montmirail, c'est de ne pas produire comme ces stations une purgation momentanée, mais bien de guérir complètement cette véritable maladie appelée constipation et tous les inconvénients qu'elle entraîne. Quant à la période de congestion que nous avons signalée, tous les baigneurs ne la ressentent pas et lorsqu'elle se produit, elle disparaît quelques jours après le début de la cure dans un temps variable le plus souvent de courte durée, et, à partir de ce moment, le malade ressent un grand soulagement.

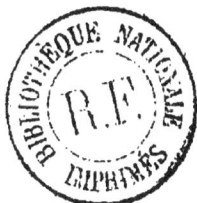

PARIS. — IMPRIMERIE CHAIX. — 4048-2-94. — (Encre Lorilleux).

IMPRIMERIE CHAIX, RUE BERGÈRE, 20, PARIS. — 4050-4-94. — (Encre Lorilleux).

www.ingramcontent.com/pod-product-compliance
Lightning Source LLC
Chambersburg PA
CBHW050441210326
41520CB00019B/6026